DES

DÉPLACEMENTS DU CRISTALLIN

SOUS

LA CONJONCTIVE

PAR

Ferdinand MASSIE,
Docteur en médecine de la Faculté de Paris.

PARIS
ADRIEN DELAHAYE, LIBRAIRE-ÉDITEUR
PLACE DE L'ÉCOLE DE MÉDECINE

1875

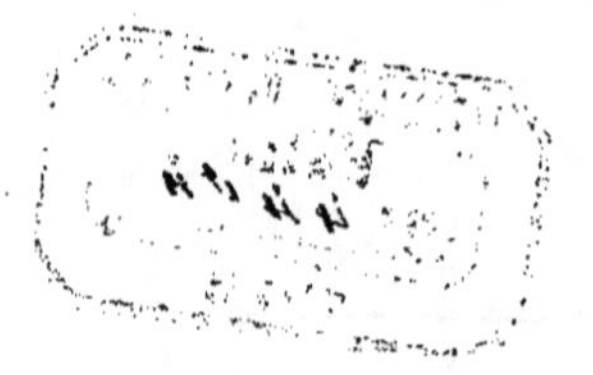

DES

DÉPLACEMENTS DU CRISTALLIN

SOUS

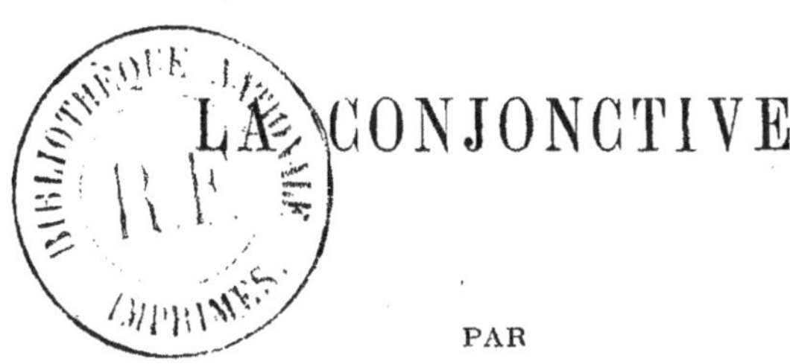

LA CONJONCTIVE

PAR

Ferdinand MASSIE,
Docteur en médecine de la Faculté de Paris.

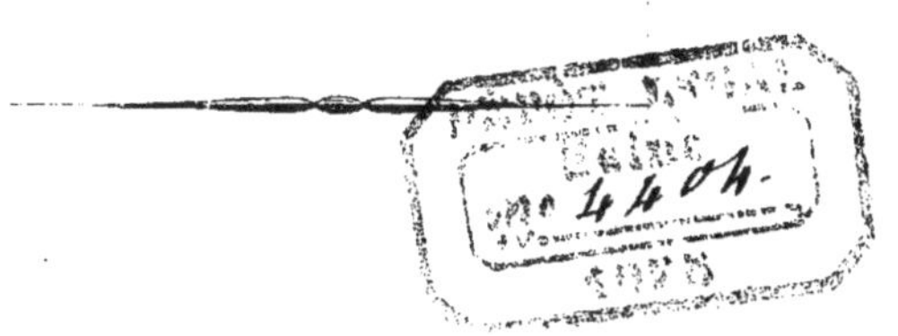

PARIS
ADRIEN DELAHAYE, LIBRAIRE-ÉDITEUR
PLACE DE L'ÉCOLE DE MÉDECINE

1875

DES

DÉPLACEMENTS DU CRISTALLIN

SOUS LA CONJONCTIVE

INTRODUCTION.

Les changements de position que peut subir le cristallin à l'intérieur de l'œil ont été étudiés et décrits par les divers auteurs qui se sont occupés des affections oculaires. En 1707, Maître-Jean dans son Traité des Maladies des yeux, reconnaît déjà quatre variétés de luxations de la lentille cristallinienne. De nos jours, tous les ouvrages de pathologie chirurgicale et d'oculistique y consacrent un long article ; et comme les chirurgiens peuvent souvent observer ces accidents, il n'en est aucun point qui ne soit aujourd'hui parfaitement connu.

Aussi, nous ne nous occuperons pas de ce genre de déplacement du cristallin ; nous nous attacherons seulement à l'étude d'un cas particulier, assez rare il est vrai, mais qui nous a paru fort intéressant, surtout au point de vue du mécanisme de sa production et de son pronostic. La plupart des auteurs l'ont désigné sous le nom de *luxation sous-conjonctivale du cristallin.*

C'est un fait fort curieux, qu'il nous a été permis d'observer une fois à la clinique de M. Fano, professeur agrégé à cette faculté ; et, surpris de l'heureuse issue d'un accident en apparence aussi grave, nous avons résolu d'après le conseil de ce savant oculiste d'en faire le sujet de notre thèse.

Follin dans un excellent article inséré dans les *Archives de médecine*, (année 1853) a réuni à peu près les faits de ce genre connus à cette époque ; il en donne sept ou huit observations et termine en disant : « Nous avons publié ces observations qni serviront sans doute de base à des recherches ultérieures. » Ce travail a été continué par M. le Dr Durand (1), en 1865. Il donne des conclusions qu'il dit avoir tirées de l'examen de vingt et un cas ; mais sa thèse ne contient que trois observations de plus que le mémoire de Follin.

C'est cette étude que nous voulons reprendre aujourd'hui en nous appliquant à certains points tels que les causes et le mécanisme de la lésion ; et nous nous proposons de vérifier ce qui a été dit jusqu'à présent en nous basant sur une statistique rigoureuse et aussi complète que possible. Nous avons fait tous nos efforts pour réunir la totalité des cas de déplacements sous-conjonctivaux du cristallin qui ont été publiés dans les ouvrages ou dans les recueils périodiques.

(1) Durand. Thèse de Paris, 1865

CHAPITRE Ier.

ANATOMIE. — DÉFINITION.

Anatomie. — Le cristallin est un corps solide, lenticulaire, transparent, situé à l'union des deux tiers postérieurs avec le tiers antérieur de l'œil, entre l'iris et l'humeur vitrée recouverte par l'hyaloïde. Les surfaces antérieure et postérieure sont pour les uns des segments de sphères (Petit), pour les autres des segments d'ellipsoïdes (Chossat). Dans tous les cas, la surface antérieure est beaucoup moins convexe que la postérieure. Les rayons de courbure des sphères ou ellipsoïdes auxquels elles appartiendraient ont été appréciés différemment pour la face antérieure, ce rayon serait de 9 millimètres pour Chossat, et 20 millimètres pour Petit. Le rayon de la face postérieure ne mesurerait que 5 à 6 millimètres.

Chez l'adulte, la lentille aurait 9 à 10 millimètres de diamètre, et 4 1/2 à 5 millimètres d'épaisseur à son centre.

Le cristallin est enveloppé de toute part par une membrane transparente et élastique qu'on désigne du nom de cristalloïde; antérieure quand on parle de la partie qui est entre le cristallin et l'iris, postérieure quand il s'agit de celle qui sépare le cristallin de la membrane hyaloïde et de l'humeur vitrée.

A la convexité du cristallin correspond très-exactement une concavité formée par le corps vitré recouvert de la membrane hyaloïde et il est enchâssé dans cette dépression, suivant l'expression de Petit, comme un diamant dans son chaton. La face antérieure est en rapport avec l'iris et la pupille et c'est au centre de cette dernière que correspond son axe ; sur les limites de cette face il est recouvert par la zone de Zinn qui passe en avant du cristallin après s'être séparée de la membrane hyaloïde tandis que celle-ci se porte en arrière. En se séparant elles laissent entre elles un espace triangulaire dont le bord de la lentille forme la base. Cet espace forme tout autour du cristallin un canal, *godronné* ou canal de Petit. En dehors de la zone de Zinn on trouve la couronne ciliaire, et plus en dehors encore le muscle ciliaire.

La choroïde à son extrémité antérieure se divise en deux feuillets ; un qui s'applique à la face interne de la sclérotique et à la face postérieure de l'iris ; c'est le muscle ciliaire ; l'autre qui se plisse de manière à former des replis, au nombre de 70 à 80, par leur réunion ces plis forment autour du cristallin une couronne (couronne ciliaire), qui s'engrènent exactement avec les replis de la zone de Zinn. Les procès ciliaires entourent le cristallin comme les griffes d'une bague entourent un diamant.

Le muscle ciliaire a plutôt pour action de contribuer aux changements de courbure du cristallin, c'est le muscle de l'accommodation, cependant il est intimement lié avec lui et le maintient encore par sa périphérie.

Telles sont les connexions du cristallin ; il suit de là qu'il ne peut se déplacer ni en arrière, le corps vitré s'y opposant, ni en avant, la zone de Zinn rendant impossible tout mouvement de projection en ce sens, ni vers aucun point de sa circonférence, les liens situés aux points diamétralement opposés le retenant en place.

Situé entre deux milieux, dont l'antérieur présente une fluidité complète et le postérieur une demi-fluidité, il conserve cependant sur l'axe visuel une position tellement fixe que celui-ci lui est toujours perpendiculaire (Sappey).

Quelques auteurs ont décrit un autre moyen d'attache du cristallin, qu'ils ont appelé le ligament suspenseur. Il commencerait, d'après Bowman (1), au niveau de l'ora serrata, où il semblerait s'unir à la rétine, puis adhérerait par sa couche interne à l'hyaloïde et, après s'être séparé de cette dernière, par sa couche externe au corps ciliaire sans abandonner les procès ciliaires près de leur sommet, pour se porter sur la face antérieure de la capsule. Ce ligament suspenseur paraît avoir été confondu par quelques auteurs avec la zone de Zinn.

Nous voyons, d'après les rapports anatomiques du cristallin, que Barrier (Gazette médicale, 31 mai 1850) était trop exclusif lorsqu'il disait que sa fixité est bien plus le résultat d'une juxtaposition que celui d'une adhérence solide avec les parties qui l'environnent.

Il faut évidemment une certaine violence pour produire la luxation intra-oculaire, et un traumatisme bien plus grand encore pour expulser la lentille. soit sous la conjonctive, soit au dehors de l'œil.

Définition. — Dans son Dictionnaire de médecine, M. le professeur Robin définit la luxation : « Déplacement de deux ou plusieurs pièces osseuses, dont les surfaces articulaires ont perdu en tout ou en partie leurs rapports naturels. » Nous avons vu que le cristallin, par la situation qu'il occupe dans l'intérieur de l'œil, ne peut en rien être regardé comme faisant partie d'une articulation ; ses rap-

(1) Bowman. Lectures on the parts concerned in the operations on the Eye. London, 1849.

ports sont constants, sa position est fixe, et dès qu'il pivote sur lui-même ou qu'il change de place, nous avons affaire à un état pathologique. Le mot luxation est certainement impropre, surtout quand il s'agit de l'expulsion du cristallin sous la conjonctive, ou hors de l'œil. Le mot déplacement nous a paru préférable, parce qu'il ne préjuge rien de la question, et qu'il indique le symptôme principal. C'est pour cette raison que nous l'avons adopté pour le titre de la thèse. Mais dans le courant de notre travail, nous serons forcé d'employer les expressions les plus connues et dont ont fait usage les auteurs que nous avons consultés.

Quand, à la suite d'un coup porté avec un objet quelconque, le cristallin, séparé de ses attaches et de ses rapports, s'engage par une plaie faite à travers la rétine, la choroïde et la sclérotique, et se loge sous la conjonctive qui a résisté par son élasticité, le déplacement du cristallin est dit *sous-conjonctival*. Si la rupture correspondait à la cornée, l'évacuation immédiate de l'œil en serait la conséquence. « Il est à la rigueur possible, disent les auteurs du *Compendium de chirurgie*, que la conjonctive restant intacte, la sclérotique, la choroïde et la rétine soient rompues et laissent passer non plus le cristallin, mais le corps vitré qui vient ainsi faire hernie sous la conjonctive. Les faits de ce genre sont très-rares. » Velpeau en a observé un exemple qui se trouve dans la thèse de M. Force (1848); nous en rapportons un cas plus loin dans l'observation nº 19. En général c'est toujours le cristallin qui s'engage dans la plaie et vient faire tumeur sous la conjonctive.

Il semble qu'une violence capable de produire cet accident doive amener inévitablement l'évacuation des humeurs et l'atrophie consécutive de l'œil. Heureusement il est rare que cela arrive et la vue a pu être recouvrée dans la plupart des cas. Le cristallin immédiatement entraîné dans la plaie avec l'humeur aqueuse et situé entre la sclérotique et la conjonctive exerce momentanément une compression qui empêche l'issue du corps vitré.

CHAPITRE II.

HISTORIQUE, OBSERVATIONS.

Nous ne ferons pas un article pour l'historique de la maladie qui fait le sujet de notre travail, puisque nous réunissons tous les cas que nous avons pu trouver. Nous citerons les observations en indiquant leur origine ; nous ne manquerons pas également de faire connaître par des renvois tous les ouvrages que nous avons consultés ; car nous avons tenu à être tout à fait au courant de tout ce qui a été écrit soit dans les publications périodiques soit dans les travaux les plus récents.

Nous donnerons les observations à peu près dans l'ordre de date où elles ont été écrites, et nous serons heureux d'indiquer toujours la source où nous aurons puisé. Par ce moyen on trouvera dans l'ensemble de notre thèse, l'historique et la bibliographie complète de la question. Faire un chapitre spécial serait donc un double emploi.

Nous nous contenterons de dire que jusqu'au commencement de ce siècle, les déplacements du cristallin sous la conjonctive semblent avoir été complètement méconnus. Ce sont les auteurs anglais qui les premiers en ont parlé, mais leurs renseignements sont encore vagues jusqu'en 1835. En France, le premier qui en ait donné une véritable description, c'est Rivaud-Landreau (de Lyon), en 1849. Depuis cette époque, l'attention ayant été attirée de ce côté, les observations sont devenues plus nombreuses et assez complètes pour permettre une étude sérieuse de la lésion.

On peut être étonné cependant de voir grand nombre de médecins ignorer son existence, malgré les diverses publications faites sur ce sujet, et les traités les plus classiques en donnent à peine un léger aperçu : Boyer, dans la dernière édition, n'en parle pas. Nélaton, dans son *Traité de Pathologie chirurgicale*, n'y consacre pas le plus petit article. Vidal (de Cassis) également. Enfin, Follin, dans la dernière édition revue par M. Duplay (fascicule de 1873), en donne une belle figure, mais il cite comme le plus fréquent le cas que nous avons constaté être le plus rare.

Nous renvoyons à la suite des observations les chapitres où nous traiterons des symptômes, des causes et du mécanisme. La première et meilleure description consiste certainement dans l'exposition des faits observés : car c'est dans leur étude que nous pourrons faire avec fruit celle de la symptomatologie ; c'est dans leur examen que nous trouverons la diversité de l'étiologie et le mécanisme de sa production, il nous a paru plus logique de diviser ainsi notre travail.

Observation I.

Déchirure de l'iris par coup de pierre sans rupture de la cornée. Les tissus de la conjonctive et de la sclérotique excoriés, il se forma une protubérance à laquelle la choroïde donna une teinte bleuâtre ; la pupille avait disparu (1).

J'ai donné des soins à M. V..., qui fut frappé *à l'œil gauche*, le 23 août 1799, par une pierre lancée avec force. Le tissu muqueux de la conjonctive semble désorganisé en ce point (*partie supérieure*, au-dessus de la cornée), tant par la contusion que par la dilacération, ainsi que le tissu fibreux de la sclérotique, qui, affaibli, avait cédé à l'impulsion des humeurs de l'œil de derrière en avant et forma protubérance. J'ai dessiné cet œil; on le voit planche L, figure 1, dans l'état où il était deux mois après l'accident; un an plus tard, il n'avait pas beaucoup changé, le malade n'y voyait presque point.

La figure de l'atlas qui représente cet œil est admirablement exécutée ; la protubérance dont parle Demours est arrondie et du volume du cristallin et ne laisse aucun doute sur sa nature. La déchirure de l'iris démontre également le passage de la lentille, la teinte bleuâtre ne peut être attribuée qu'à la choroïde, et ce cas, méconnu par Demours, ne peut être douteux pour nous, non plus que celui que nous rapportons plus loin et que nous avons trouvé dans le même ouvrage.

Observation II.

Protubérance de la sclérotique. — Taches anciennes de la cornée. — Dilatation et déchirure de la pupille (tumeur arrondie en dehors), œil gauche (2).

L'accident arriva à la fin du mois de mars 1814; le malade, qui perdit la vue instantanément, ayant reçu un coup de fleuret, souffrit peu et ne se préoccupa de la tumeur qu'au bout de trois mois. Cette tumeur était ronde, lenticulaire, la conjonctive amincie laissant apercevoir une teinte blanc jaunâtre. Elle était située sur l'insertion *du droit externe*. Au-dessous de la conjonctive et en dedans de la tumeur

(1) Demours. Traité des maladies des yeux, p. 489, observ. 279.
(2) Demours. Loc. cit., p. 467, observ. 286.

on apercevait la couleur noire de la choroïde. La pupille déchirée et dilatée ne changea pas à partir de l'accident.

Demours, qui avait porté le diagnostic (protubérance de la sclérotique), renvoya le malade, lui disant qu'il n'y avait rien à faire. Il ne le revit pas et nous ne pouvons savoir s'il a recouvré plus tard un certain degré de vision. La figure de l'atlas qui représente cet œil est aussi bien exécutée que celle de l'observation précédente, elle porte le numéro 2 de la planche 52. En parcourant le traité des maladies des yeux de cet éminent oculiste, nous avons trouvé ce cas très-intéressant, en ce que la luxation s'est faite au côté externe. Il n'a été rapporté par aucun auteur, et nous sommes heureux de le rapprocher de l'observation numéro 1, puisque les deux fois il y avait eu erreur de diagnostic.

Edmonston (1), d'après quelques auteurs Anglais, aurait le premier reconnu la possibilité de cet accident, mais *dans son ouvrage* on ne voit pas qu'il l'ait observé, et il est très-succinct sur ce sujet. Hunt (2), parle aussi de la dislocation du cristallin sous la conjonctive, dans un journal médical en 1831, il dit l'avoir observée une fois à la partie externe de l'œil. Mais il faut arriver à Middlemore (3) pour trouver une description incontestable et il donne en détail une observation dont voici la traduction en résumé :

Observation III.

Georges Free avait reçu un fort coup sur l'*œil gauche* et ressentit immédiatement une forte douleur. La sclérotique est divisée sur le

(1) Edmonston. Treatise of the varieties and consequences of ophthalmia. Edimbourg, 1806.
(2) Hunt. Medical Gaz., 1831, vol. IX.
(3) Middlemore's. Treatise on the diseases of the eye. London, 1835.

bord de la cornée; l'iris étiré vers une tumeur située en ce point. La pupille n'est pas partout également claire; l'iris est tremblotant et l'œil vivement enflammé. La tumeur est placée immédiatement *en dedans* du bord de la cornée; elle a une forme convexe et une couleur jaunâtre ressemblant à une collection de pus jaunâtre de la consistance de la gelée et placée sous la conjonctive... (*so that it ressembled a collection of thick yellow pus or consistent jelly, placed beneath the conjonctiva*). J'ai procédé à la division de la conjonctive avec le couteau de Beer, et par une pression modérée la lentille s'en est échappée. Puis, j'ai fait appliquer des compresses d'eau de Goulard et fait administrer du calomel et de la poudre de Dower; ainsi un certain degré de vision lui a été rendu.

Cette observation de Middlemore est parfaitement claire, il n'est pas permis d'avoir le moindre doute, c'est le premier fait de ce genre qui ait été inséré in extenso dans un livre ou dans un journal médico-chirurgical. Il ajoute à la même page : « J'ai vu dans ma pratique 3 ou 4 cas de « cette variété de luxation du cristallin. » Les deux faits principaux du cas que nous venons de rapporter, c'est la situation du cristallin à la partie interne et le retour de la vision. Deux choses que nous rencontrerons souvent.

Observation IV.

Cristallin luxé sous la conjonctive. — Vision conservée (1).

Deux accidents différents portèrent, à deux ans d'intervalle, sur l'œil droit d'un homme âgé. Le premier, dit Mackenzie, sur qui j'ai eu l'occasion d'observer une luxation sous-conjonctivale du cristallin. Le premier accident fut un décollement traumatique de l'iris. Puis une tumeur située à la *partie supérieure* de l'œil s'était manifestée à la suite d'une chute sur l'angle d'une chaise. Cette tumeur avait la forme du cristallin et la pupille était attirée vers elle. La conjonctive ayant été incisée, le cristallin fut facilement extrait. L'ouverture de la choroïde et de la sclérotique à travers laquelle il s'était échappé semblait parfaitement réunie. La rétine *n'était nullement affectée* et le malade pouvait lire les caractères ordinaires avec des lunettes à cataracte.

(1) Mackenzie. Traité des maladies des yeux. Traduction de Laugier et Richelot, 1860, p. 272.

« J'ai vu, dit Mackenzie, deux autres cas de luxation sous-conjonctivale du cristallin. Dans l'un, la lésion avait été produite par un coup de corne de vache. Dans ce cas, l'œil était incomplètement amaurotique, dans l'autre il l'était totalement. »

Au point de vue du pronostic, ces deux cas ne pourront pas nous être utiles, puisque l'auteur n'a pas observé les malades après l'accident et nous verrons dans d'autres observations, celle de M. Gosselin, par exemple, que la résorption des épanchements peut être très-lente, et la perception visuelle augmenter progressivement jusqu'à ce que la vision distincte soit devenue possible. Si nous rappelons quelques faits incomplets, ce ne sera donc qu'à titre de mémoire.

En 1837, M. Sichel (1) a observé un cas très-remarquable, dans lequel le cristallin engagé dans la plaie scléroticale se trouvait moitié sous la conjonctive, moitié dans la chambre antérieure.

Observation V.

Cristallin partiellement luxé sous la conjonctive de l'œil droit à travers une rupture de la partie supérieure de la jonction cornéo-scléreuse. — Obstruction complète de l'iris (mydriasis traumatique). — Extraction. — Guérison.

Mme V..., âgée de 60 ans, se présente à la clinique de M. Sichel, le 10 mai 1837. Chute il y a sept semaines; *l'œil droit* fut violemment contusionné sur l'angle d'une table. Le long du *bord supérieur et interne* de la cornée existe une cicatrice en forme de bandelette semi-lunaire, d'un gris bleuâtre, large de un peu plus de 1 millimètre; la conjonctive, parcourue par de nombreux vaisseaux, est soulevée en cet endroit par le cristallin, dont un tiers environ fait saillie dans la plaie et repousse, en haut et en dedans, la partie contiguë de la paupière supérieure. Les deux tiers inférieurs de la lentille apparaissent dans la chambre antérieure à travers la cornée.

(1) Sichel. Ichonograph. des maladies des yeux. pl. XIX, fig. 3 et 4.

Le 17 mai, après avoir suffisammant combattu les symptômes inflammatoires, l'opération fut pratiquée. La conjonctive est incisée, et aussitôt on voit sortir la substance molle du cristallin, et puis une partie de l'humeur vitrée. Le noyau est jaune et quelques débris de capsule sont enlevés avec une pince.

Le 18. Les chambres de l'œil sont déjà remplies par les humeurs normales, et le globe a repris sa forme ordinaire. La plaie scléroticale paraît presque entièrement réunie, et il n'y a aucune réaction inflammatoire ou fébrile.

Le 30. La vision, presque nulle avant l'opération, est déjà assez bonne. L'inflammation, très-intense quand la malade est venue sept semaines après l'accident, s'est dissipée bientôt par l'extraction du cristallin devenu corps étranger.

Le 8 juin, elle reconnaît plusieurs objets, mais M. Sichel, n'ayant pas de raisons suffisantes pour croire à une lésion de la rétine, espère encore une grande amélioration.

Le sang épanché, non résorbé en totalité, nuisait à la netteté de la faculté visuelle.

Son pronostic fut confirmé plus tard; *la vue devient parfaite* sans l'emploi d'autres moyens que de lunettes à cataracte.

La connaissance des cas précédents commença à attirer l'attention de tous les spécialistes, et on vit, à peu près à la même époque, Van Onsenoort (1), Walker (2) et Francke (3), en Angleterre, faire mention de trois accidents analogues qu'ils avaient rencontrés dans leur pratique, et enfin, quelque temps après, Rivaud-Landreau (4) fit connaître son observation suivie de réflexions remarquables et fort judicieuses, c'est alors qu'en France on eut connaissance de la possibilité du déplacement du cristallin sous la conjonctive.

Ce fait, inséré dans les *Annales d'oculistique*, est intitulé: *Note sur un cas remarquable de lésion traumatique du globe de l'œil.*

(1) Annales d'oculistique, 1839, vol. II, p. 138.
(2) Oculist's vade mecum, p. 292.
(3) Schmist's Jabucker, vol. XXIII, p. 97.
(4) Annales d'oculistique, t. XXI, p. 193.

« L'observation qui fait le sujet de cette note, dit l'auteur, est un des faits les plus curieux que j'ai rencontrés, depuis bientôt dix ans que je m'occupe d'ophthalmologie. Je la publie et la livre aux réflexions de mes confrères, parce qu'elle n'a pas je crois d'analogue dans la science ; du moins je ne me rappelle pas avoir trouvé dans les auteurs qui ont écrit sur la matière aucun cas qui puisse lui être comparé, tant sous le rapport des lésions que sous celui des résultats. » On voit par ces quelques lignes combien la question était nouvelle à cette époque puisque un oculiste bien connu croyait être le premier à en avoir fait mention.

Observation VI

Le 31 août 1847, madame P..., âgée de 52 ans, se présente. Le 14 du même mois, voulant séparer deux hommes pris de querelle, elle avait reçu un coup de poing sur l'*œil gauche*. La conséquence immédiate fut l'abolition de la vision, et la formation d'une tumeur dans l'angle interne de l'œil ; puis une ecchymose comprenant les membranes du globe ainsi que les tissus palpébraux. Ces différentes lésions étaient accompagnées de vives douleurs, malgré un traitement antiphlogistique (sangsues, ventouses, vésicatoires) dirigé par un médecin. Voici l'état des lésions le jour où M. Rivaud-Landreau vit la malade :

1° Dans l'*angle interne* de l'œil, tout près de la jonction de la cornée et de la sclérotique et à peu près au centre de l'ouverture palpébrale : tumeur ovoïde, de la grosseur d'un pois rond ; la base de la tumeur est rougeâtre, le sommet est légèrement aplati et offre une teinte jaunâtre bien caractérisée. 2° Tout autour de la base de la tumeur, large ecchymose violacée embrassant tout le grand angle de l'œil. 3° Dans la chambre antérieure, épanchement de sang rutilant. 4° L'iris présente l'aspect d'inflammation légère. 5° Vers la partie interne de cette membrane, décollement partiel de l'iris, large d'un millimètre à peu près, ayant la forme d'un V renversé. 6° Pupille largement dilatée, noire mais complètement immobile. 7° Vision abolie. La cornée transparente est saine. La conjonctive et les paupières offrent cette teinte bleu jaunâtre des tissus ecchymosés.

La tumeur du grand angle est dure au toucher, un peu molle à la partie supérieure. L'examen ophthalmoscopique fit reconnaître l'absence du cristallin et soupçonner sa présence dans la tumeur. Une incision fut faite à la conjonctive et un corps rond lenticulaire s'échappa. C'était le cristallin ; il était intact et enveloppé de ses cristalloïdes.

Vingt-quatre heures après l'opération, toute douleur fut dissipée et la phlegmasie consécutive fut pour ainsi dire nulle.

L'œil n'a conservé comme trace d'un accident aussi grave qu'une mydriase permanente, et la malade, sous l'influence d'une médication excitante *a recouvré assez de vue* pour se conduire facilement à l'aide d'un verre biconvexe.

Après des réflexions qui suivent son observation, M. Rivaud-Landreau fait remarquer que les deux circonstances les plus intéressantes sont: 1° l'absence d'ophthalmie aiguë soit interne soit externe à la suite d'une lésion aussi grave, aussi profonde, intéressant des membranes si délicates et si susceptibles ; 2° la disparition complète de la paralysie des membranes nerveuses du fond de l'œil et le rétablissement du sens de la vue après une amaurose si subite et si complète. Il est très-probable qu'il s'est trompé dans son interprétation et qu'il avait mis sur le compte d'une affection nerveuse ce qui n'était dû certainement qu'à l'épanchement intra-oculaire qu'il signale (*la chambre antérieure étant pleine d'un sang rouge*) ; et cette complication nous fait demander aussi si ce n'est pas plutôt à une bonne inspiration qu'il dut de faire son diagnostic qu'à l'examen ophthalmoscopique qu'il prétend lui avoir fait reconnaître l'absence du cristallin.

Observation VII.

Luxation sous-conjonctivale du cristallin produite par un coup de corne de bœuf (1).

Le nommé D..., âgé de 58 ans, entré le 5 mai 1850 dans la salle des opérés, numéro 20, à l'Hôtel-Dieu de Lyon. Il a reçu, il y a quinze jours, un coup de corne de bœuf sur l'*œil droit*. Immédiatement, douleur très-vive et perte complète de la vue. Les accidents inflamma-

(1) Barrier (de Lyon). Annales d'oculistique, t. XXIV, p. 84.

toires ont été très-peu intenses; l'état de l'œil est le suivant : la cornée est transparente, mais on distingue derrière elle une couleur générale noire au milieu de laquelle l'iris a comme disparu. Tous les milieux de l'œil ont perdu leur transparence, par suite du sang qui a dû s'épancher dans l'intérieur des membranes. La sclérotique est bleuâtre et dans quelques points on voit, sous la conjonctive, des traces d'ecchymoses encore récentes. Ce que l'œil présente de remarquable, c'est qu'à la *partie interne* entre la cornée et la caroncule; il existe une tumeur de la grosseur d'un pois, et recouverte par la conjonctive, qui a une couleur jaunâtre.

On pratique une incision à travers cette petite tumeur pour la couper en deux moitiés et l'on extrait le cristallin par là, en deux parties. Il est changé de couleur, n'est plus transparent, ressemble à de l'amidon cuit et pris en gelée.

Cette opération n'est suivie d'aucun accident, on regarde comme incurables les désordres produits dans le globe de l'œil, et le malade quitte l'hôpital le 8 mai (c'est-à-dire trois jours après son entrée).

Observation VIII.

Cristallin luxé et enkysté sous la conjonctive par suite d'un coup de corne de bœuf (1).

La nommée Joséphine C..., âgée de 47 ans, a reçu il y a huit mois un coup de corne de bœuf dans le coin de *l'œil gauche*.

La vue fut perdue à l'instant; il n'y eut pas d'hémorrhagie et les accidents inflammatoires eurent peu d'intensité. Au bout de quelques jours, en écartant les paupières, on reconnut dans le *grand angle de l'œil* une petite tumeur arrondie qui n'a pas changé depuis cette époque. Cette tumeur présente le volume et la forme du cristallin; sa surface antérieure est lisse et très-convexe. La tumeur est fine, atteignant par sa circonférence le bord interne de la cornée et présente une couleur d'un blanc jaunâtre. La partie conjonctivale qui la recouvre n'est pas notablement injectée.

Quant au reste de l'œil, il a le volume et la forme ordinaire. La cornée est transparente, mais au delà on ne distingue ni l'iris ni la pupille.

Du côté droit, la vue commence à se perdre depuis deux ou trois mois, sans que l'accident l'ait cependant compromise.

Le 16 mai, l'œil gauche est opéré par une incision transversale sur la tumeur; la membrane qui enkyste le cristallin est plus épaisse que la conjonctive normale. On extrait le cristallin de sa poche; il est en totalité ramolli, et semblable à des grumeaux d'amidon cuit : après

(1) Barrier (de Lyon). Annales d'oculistique, t. XXIV, p. 83.

l'opération, les parois du kyste s'affaissent sur la sclérotique et il ne s'est écoulé que quelques gouttes de sang.

Le 20 mai, la malade est guérie de son opération sans qu'il y ait eu le moindre accident.

« Les faits de ce genre, dit Barrier (1), sont assez rares pour mériter d'être consignés dans les annales de la science, jusqu'à ce que l'histoire de cette affection singulière à plus d'un titre, soit devenue classique et qu'on ait fait le résumé synthétique d'un grand nombre d'observations. » Les deux observations que nous venons de rapporter sont très-remarquables et ce qu'il y a de plus étonnant surtout, c'est cette coïncidence de cause et de moment qui a réuni à la fois, dans le service du chirurgien de Lyon, deux cas de cette espèce dont le premier devait forcément avoir la plus heureuse issue et le second être un des plus fertiles en enseignements que nous ayons trouvés. C'est la seule fois où nous pouvons attribuer au manque d'un traitement opportun la perte complète de l'œil atteint et une affection sympathique de celui qui ne l'était pas ; c'est au hasard étrange qui a amené en même temps les deux malades dans le même service, que nous devons attribuer l'opinion de Barrier au sujet du nommé D... « Je regarde, dit-il, comme incurables les désordres produits dans le globe de l'œil et le malade quitte l'hôpital le 8 mai. » Il n'avait plus aucune douleur et il ne restait que l'épanchement sanguin dans les milieux de l'œil ; certainement quinze jours après l'accident la résorption devait être peu avancée et il est regrettable que le malade n'ait pas été revu plus tard.

Dans l'observation 8, nous trouvons le cristallin enkysté et n'ayant produit pendant son long séjour sous la con-

(1) Loc. cit.

jonctive aucune inflammation notable. Cependant on aurait pu croire au premier abord qu'il aurait amené un travail d'élimination, se serait ramolli rapidement ou aurait été absorbé ; il n'en a rien été. Pendant huit mois, il est resté à la place anormale qu'il occupait, et il aurait pu y rester davantage sans perdre ses attributs et son organisation. Est-ce à sa présence et à son rôle comme corps étranger que nous devons la perte de l'œil gauche et la diminution dans la vision de l'œil droit? Je crois que nous pouvons avec vérité rattacher ce résultat à cette cause; les accidents analogues survenus par suite de la présence de corps étrangers venus de l'extérieur sont assez nombreux pour nous y autoriser.

Observation IX.

Le Dr Pope (1) médecin, de Saint-Louis, a vu une luxation du cristallin sous la conjonctive, dans laquelle, malgré un épanchement considérable de sang dans la chambre antérieure, dans la pupille et dans l'intérieur de l'œil, la vue a été rendue au malade quelque temps après, et fut considérablement facilitée par l'emploi d'un verre biconvexe.

Observation X.

Luxation sous-conjonctivale du cristallin de l'œil droit. — Retour de la vision (2).

L'accident était arrivé à la suite d'un coup de poing sur *l'œil droit*. Le cristallin s'était logé sous la conjonctive *entre la cornée et la caroncule lacrymale*. De ce côté, l'iris était détaché de ses ligaments ciliaires. Le malade fut traité par les antiphlogistiques et les mercuriaux. L'inflammation disparue, la conjonctive fut incisée et le cristallin enlévé sans accident. *La vue revint* peu à peu quoique imcomplètement; mais elle était très-améliorée par des lunettes biconvexes.

Observation XI (3).

Il s'agit d'une femme de 51 ans, qui frappa *son œil droit* contre un coin de bois; le coup porta à la partie interne du globe et la vue fut

(1) Pope. Saint-Louis Med. and surg. journal, 1850, vol. VII.
(2) John France. Guy's hospital reports, 1851, vol. VII.
(3) John France. Loc. cit.

immédiatement abolie. Le cristallin se trouvait à la *partie supérieure* sur le bord de la cornée, recouvert seulement par la conjonctive. En relevant la paupière supérieure on distinguait très-bien à travers le cristallin transparent, la déchirure de la sclérotique qui lui avait donné passage. Peu à peu, l'inflammation disparut, *la vision revint*, et la malade put lire avec une loupe.

Quand le sang contenu dans la chambre antérieure fut résorbé, on ne trouva qu'un croissant de l'iris à la partie inférieure. On enleva le cristallin en incisant la conjonctive avec le couteau de Wenzell, il était un peu ramolli et devenu opaque.

Observation XII.

John France mentionne un troisième cas, où peu de jours après l'accident, il enleva le cristallin de dessous la conjonctive; mais la cicatrisation de la sclérotique n'étant pas achevée, il s'échappa une petite quantité d'humeur vitrée. Cette fois le déplacement s'était fait *au côté externe*, et était survenu chez une femme qui en se baissant s'était heurtée violemment contre un appareil destiné à pendre des habits.

Observation XIII (1).

William H..., âgé de 55 ans, fut frappé avec force par un homme ivre qui lui introduisit un de ses doigts entre les paupières de l'*œil gauche*, le coup porta à l'angle externe. Immédiatement, grande douleur et syncope; Chadwich vit le malade une heure après la blessure; il y avait grande tuméfaction des paupières et l'examen fut rendu impossible jusqu'au septième jour, par l'acuité de la douleur persistante. Après que les accidents inflammatoires eurent diminué sous l'influence d'émissions sanguines, on put se rendre compte de l'état des choses :

Cornée intacte, chambre antérieure remplie par un épanchement qui cache la pupille et l'iris. A la partie conjonctivale externe, marques de contusion. *Entre la cornée et la caroncule lacrymale*, gonflement du volume d'une féverole. Deux ou trois jours après, l'infiltration ecchymotique disparaît et on reconnaît que c'est le cristallin qui est sous la conjonctive. Chadwich fils en fit l'extraction par une incision avec le couteau de Wenzell. Le cristallin, renfermé dans sa capsule à peu près transparente, s'en échappa. A partir de ce moment, la douleur, qui n'avait cessé, fut beaucoup diminuée.

Un mois après, la chambre antérieure éclaircie laissa voir l'iris, la moitié supérieure manquait. L'épanchement dans les milieux de l'œil

(1) Samuel Taylor Chadwich. The Lancet, févr. et avril 1852.

n'était pas encore résorbé ; la division de la sclérotique était réunie et le malade *distinguait les gros objets.*

Observation XIV (1).

Robert C... fut soigné par le même chirurgien. Un soir, assis sur une chaise et réveillé en sursaut, il tomba et heurta sa tête contre une banquette placée vis-à-vis de lui ; il avait reçu un violent coup sur l'œil.

Il alla trouver le chirurgien une semaine après l'accident ; le gonflement avait beaucoup diminué, les téguments des paupières étaient ecchymosés. La conjonctive et la sclérotique étaient rouges, l'iris enflammé et la pupille irrégulière.

En soulevant la paupière supérieure, on voyait sur la sclérotique une tumeur circonscrite, demi-transparente, située à *la partie supérieure* de l'œil, un peu au-dessus de l'union de la sclérotique avec la cornée et qui avait juste la forme lenticulaire. En faisant une incision sur la conjonctive, le cristallin ne sortit pas entier, mais en deux ou trois morceaux, et une partie fut enlevée avec la curette.

La guérison fut rapide, la pupille était dirigée vers le point où le cristallin avait été extrait. L'œil n'était pas affaissé et *la vision assez bonne* au moyen de verres à cataracte.

Observation XV.

Cristallin luxé passé sous la conjonctive (2).

La nommée G..., âgée de 34 ans, occupée à soigner des bestiaux, fut frappée à *l'œil gauche* par un coup de corne de vache. Bien que ressentant quelques douleurs, la malade n'y fit pas grande attention, mais les accidents inflammatoires calmés, elle s'aperçut que sa vision n'était plus aussi nette et que les mouvements de l'œil étaient gênés. En juillet 1852, elle se présenta au Dr Ansiaux.

La pupille était déformée; toute la portion supérieure et interne de l'iris avait disparu. A la partie supérieure et interne du globe de l'œil au-dessus de son diamètre transversal, se trouvait une bosselure demi-sphérique, de teinte opaline. Cette tumeur était dure, indolente, et offrait tous les caractères d'un cristallin passé sous la conjonctive.

Le tremblement de l'iris et la *faculté de rectifier la vision* au moyen d'un verre lenticulaire, dissipèrent tous les doutes à cet égard.

Le 17 novembre 1852, le Dr Ansiaux incisa la tumeur et mit à découvert la lentille encore munie de sa capsule, qu'il enleva facile-

(1) Chadwich. The Lancet, 1852.
(2) Ansiaux (de Liége). Annales d'oculistique, t. XXXII, p. 92.

ment avec une curette. La plaie de la sclérotique était parfaitement cicatrisée. Quinze jours après cette petite opération, dont les suites furent les plus heureuses, la malade reprit ses occupations habituelles.

Observation XVI (1).

Le malade reçut sur l'œil un coup de poing, qui rompit la sclérotique *au-dessus de la cornée* et chassa le cristallin vers le même point et sous la conjonctive. L'iris ne fut point déchiré, mais le cristallin enlevé, la pupille resta tirée vers la plaie et la vision fut limitée à la perception de la lumière.

Observation XVII.

Ce fait a été observé par le même chirurgien et rapporté également dans la Lancette.

Le malade fut frappé par une pièce de bois qu'il taillait; la déchirure eut lieu au *côté interne* de la cornée, et la vision resta au même degré que dans le cas précédent.

Ces deux observations sont très-incomplètes et ne nous indiquent d'une façon précise que le siége de la lésion. Après l'extraction du cristallin, les malades n'ont plus été revus. James Dixon cite un autre cas ou l'iris avait été presque totalement enlevé à la suite d'un coup sur l'œil; il ne le vit que huit mois après l'accident, et la vue n'était pas perdue. Le cristallin n'existait plus et l'on voyait sur la sclérotique au-dessus du bord supérieur de la cornée une ligne cicatricielle qui laissait voir le pigment sous-jacent. Le cristallin avait dû être complètement expulsé hors de l'œil et les accidents furent peu graves puisque le blessé n'avait consulté aucun médecin pendant huit mois.

Dans l'observation nº XVI, nous voyons une particularité assez rare et digne d'être signalée, c'est que l'iris ne fut pas déchiré ; c'est la seule fois que nous ayons rencontré ce fait qui nous donne lieu de croire que le cris-

(1) James Dixon. The Lancet, 27 nov. 1852.

tallin avait été en même temps luxé dans la chambre antérieure et chassé de là par une plaie scléroticale très-rapprochée de l'insertion cornéenne.

A mesure que les cas se multiplient, on voit moins d'incertitude dans le diagnostic et plus de détails dans les observations. Dans cette période de 1849 à 1854, les journaux commencent à en relater un certain nombre. Après France, Chadwick, Dixon, Howard (*Canada Medical-Journal* 1852), rapporte brièvement un accident pareil qu'il a eu sous les yeux. Mais l'histoire de cette maladie n'est connue que de ceux qui ont pu s'instruire par leur pratique; les matériaux sont épars. C'est alors que M. Gosselin eut l'occasion de l'étudier, et publia une observation des plus instructives dans laquelle il signale un symptôme qui, sans être infaillible, peut presque à lui seul éclairer le diagnostic dans la grande majorité des cas, nous voulons parler de la dépressibilité de la cornée qui n'avait été reconnue de personne jusqu'alors.

Observation XVIII (1).

Femme de 60 ans, admise le 22 juillet 1852, service de M. Roux, M. Gosselin remplaçant. Avant l'accident, vue encore excellente malgré son âge.

22 juillet. En se baissant brusquement, elle se heurte violemment l'*œil gauche* sur l'extrémité d'une canne appuyée par l'autre bout sur le sol. *Elle vit trente-six chandelles.* A part un sentiment de commotion très-prononcé, elle ne ressentit aucune douleur. Arrivée à l'hôpital, voici ce que l'on constata : ecchymoses à l'angle interne s'étendant le long de la paupière inférieure; paupières gonflées, mais pouvant s'ouvrir; conjonctive oculaire d'un rouge vineux, boursouflée et soulevée par un épanchement sous-muqueux, épanchement sanguin remplissant la chambre antérieure et cachant l'iris. Cornée transparente, intacte, *se laissant déprimer et comme aplatir* par la pression exercée immédiatement sur elle à travers la paupière.

(1) Gosselin. Gazette des hôpitaux, 1852.

Huit ventouses scarifiées à la nuque, repos au lit, compresses d'eau froide sur l'œil et le front.

Le 30. Plus d'inflammation dans l'œil. On peut reconnaître la lésion dont M. Gosselin soupçonnait la présence.

L'iris est déchiré en haut et en dedans dans une étendue de 4 millimètres environ. La pupille présente donc la forme d'une parabole à convexité tournée en bas et en dehors ; la vue est réduite à la perception de la lueur d'une lampe.

Sous la *paupière supérieure en haut et en dedans* on constate la présence d'une petite tumeur arrondie de la grosseur d'un pois.

4 août. M. Gosselin ponctionne la tumeur avec la pointe d'un bistouri et le cristallin s'échappe au milieu d'un liquide clair et limpide. Il est encore transparent, mais sa teinte est devenue légèrement ambrée. En pressant sur le globe oculaire, il ne sort plus aucune espèce de liquide. L'opération ne fut suivie d'aucun accident et, le 7 août, la malade put quitter l'hôpital.

Revue plus tard par l'interne de service, cette femme *avait recouvré la vue.*

Observation XIX.

Dislocation particlle traumatique du cristallin (1).

A la suite d'un coup à l'*œil droit*, chez une femme de 44 ans, il se fit une dislocation remarquable du cristallin : le noyau restant en place, une partie de la substance corticale fut déplacée et vint faire hernie sous la conjonctive avec une *portion du corps vitré.* La tumeur ouverte laissa échapper le corps vitré et la substance cristallinienne avec une certaine quantité de sang coagulé. On fit la compression de l'œil et la malade recouvra la vue. La *vision se faisait toujours* à travers la partie externe de la pupille correspondant à la perte de substance du cristallin ; le reste de la lentille était devenu opaque.

C'est la seule fois, avec le cas observé par Velpeau et dont nous avons parlé au commencement de notre thèse, où nous ayons constaté l'engagement primitif d'humeur vitrée par la plaie scléroticale ; car ce n'est que pendant l'extraction du cristallin qui tenait entr'ouverte par sa présence la déchirure de la sclérotique, que le corps vitré s'est échappé chez la malade soignée par M. Sichel, observation V. Aussi ce fait est très rare ; le cristallin étant

(1) Von Graefe. Arch. für Ophthalm. ; 1854, t. III, 2e partie.

mieux disposé pour être expulsé, soit par sa forme lenticulaire soit par sa position, qui fait qu'il est à peu près dans le même plan que le cercle périkératique qui est généralement le siége de prédilection des ruptures scléroticales.

Avant de donner l'observation de luxation sous-conjonctivale externe publiée par M. Deval dans le (Bulletin de thérapeutique, 1854), nous devons citer un cas dont il est fait simplement mention dans le (Ueber staar and staarop, 1854). Il est rapporté par M. Ed. Jaeger.

Observation XX.

Luxation sous-conjonctivale externe (1)

Mme D..., 60 ans, a eu comme antécédents des taies aux deux cornées en 1852, avec complication d'une double synéchie postérieure.

Le 19 janvier 1854, elle revint consulter et raconte qu'en 1853 son œil gauche a été frappé violemment par une pomme. Il y eut luxation post iridienne.

En octobre 1853, l'*œil droit* fut blessé par une perche, et M. Deval constata sur cet œil les faits suivants : un amas plastique bouche l'ancienne pupille; à cet amas aboutissent deux perforations constituées par le décollement de deux lambeaux de l'iris. La perforation externe, qui est la plus petite, offre, dans la région inférieure, une masse d'un brun rougeâtre, résidu fibrineux d'un caillot sanguin.

Toute perception visuelle est anéantie dans cet *organe amaurotique* et qui paraît le siége d'une désorganisation profonde. La malade ne demande qu'à être délivrée d'un corps étranger qui lui cause une gêne incessante et pénible. On constate, sur la sclérotique, aux confins de la cornée et vers l'*angle externe* de l'œil, une tumeur globulaire, dure et couverte d'une portion de conjonctive abondamment pourvue de vaisseaux.

Je diagnostiquai la présence du cristallin dans la protubérance; pratiquant avec la lancette, sur la conjonctive qui bornait la tumeur en avant, une incision verticale du haut en bas; la lentille s'offrit à l'ouverture; la curette de Daviel la délogea avec facilité. Nous reconnûmes un cristallin opaque et entouré d'une couche caséeuse. La plaie de la sclérotique offrait l'aspect d'une ligne noirâtre un peu déprimée et de direction verticale.

(1) Deval. Bulletin de thérapeutique, 1854.

La malade revint le 21 janvier, très-satisfaite de l'opération qu'elle avait subie et qui l'avait délivrée d'une incommodité qui la fatiguait beaucoup.

Dans le cas précédent observé par M. Deval, le fait le plus particulier est le siége de la tumeur (côté externe), et la gêne produite par elle sous les mouvements de l'œil qui décida la malade à réclamer une intervention chirurgicale, trois mois et demi après l'accident. La vision était précédemment perdue dans cet organe *amaurotique*. La conservation de la forme de l'œil et la cessation de toute gêne était déjà un résultat satisfaisant.

Observation XXI.

Luxation sous-conjonctivale du cristallin (1).

Le 28 mai 1856, le nommé J. G., âgé de 17 ans, se présente : il a reçu la veille, sur l'*œil droit*, une motte de terre dure. La vue fut immédiatement éteinte. Une douleur interne avait persisté plusieurs heures après l'accident. Dans le mouvement des paupières, il accusait une sensation de corps étranger dans l'œil qui le faisait souffrir. Le globe de l'œil était ecchymosé d'une façon générale, l'iris rendu invisible par le sang épanché dans la chambre antérieure.

Au côté interne, sur la ligne de la réunion de la cornée avec la sclérotique, on aperçoit une ligne noire, et, *entre cette ligne et l'angle interne*, une tumeur jaunâtre de la grosseur d'un pois, qui n'est autre que le cristallin engagé sous la conjonctive.

L'extraction fut faite immédiatement en pratiquant une plaie conjonctivale ne correspondant pas avec celle de la sclérotique et de la choroïde. Les paupières furent maintenues fermées par des bandelettes agglutinatives. Puis, application de compresses imbibées d'eau froide.

Jusqu'au quatrième jour, rien de remarquable; l'épanchement dans la chambre antérieure un peu résorbé permit de constater que l'iris était détaché dans le point correspondant à la déchirure. La plaie scléroticale paraissait guérie. Au bout d'un mois, l'œil s'était *en partie remis de ses lésions;* à part la déformation de l'iris, et une ligne noire correspondant au niveau de la déchirure par où était sorti le cristallin.

(1) White Cooper. Annales d'oculistique, t. XL, p. 148.

Nous trouvons dans le même volume des (*Annales d'oculistique*) trois observations d'expulsion complète du cristallin hors de l'œil. Ces accidents étaient arrivés à la suite de coups de poing portés sur cet organe. Les individus atteints avaient 55, 27 et 46 ans, et tous les trois recouvrèrent la faculté de la vision. Nous aurons l'occasion de rappeler ces faits en traitant des causes et du pronostic de la lésion.

Nous donnons *in extenso* l'observation suivante, car elle est remarquable par la rapidité de la résorption sanguine qui a été suivie, jour par jour, par l'examen ophthalmoscopique ; c'est la seule fois où une paracentèse de la cornée a été faite pour diminuer l'épanchement sanguin, et cette manœuvre a certainement hâté la guérison.

Observation XXII.

Violente contusion de l'œil droit. — Déplacement sous-conjonctival du cristallin. — Extraction de la lentille. — Ponction de la chambre antérieure. — Retour de la vision (1).

La dame X.., âgée de 50 ans, se présente le 8 octobre 1859. Il y a trois jours elle a reçu un violent coup de doigt dans *l'œil droit*; à l'instant même la vue est perdue. La conjonctive présente dans presque toute son étendue une ecchymose très-prononcée de couleur violette. Cette suffusion sanguine s'étend jusqu'à la circonférence de la cornée, sans anticiper sur les paupières.

Dans le quart supérieur de la conjonctive scléroticale on remarque : Une petite tumeur du volume d'une grosse lentille, bien circonscrite et d'une couleur gris blanchâtre, recouverte par la conjonctive. La chambre antérieure est distendue par du sang épanché et il est impossible d'apercevoir l'iris et la pupille.

Toute la vision est réduite à la distinction de la lumière des ténèbres.

Le jour même M. Fano fait une ponction de cette tumeur, et par l'ouverture s'échappe le cristallin de couleur ambrée. Une autre ponction pratiquée à la partie interne de la cornée avec une aiguille à pa-

(1) Fano. Gazette des hôpitaux, 1860, n. 152.

racentèse donne issue à quelques gouttes de sang noir. On constate immédiatement que la moitié supérieure de la chambre antérieure s'est éclaircie; et la malade distingue mieux la lumière.

Le 10, l'épanchement a diminué et on aperçoit l'iris qui n'existe plus que dans sa moitié inférieure.

Le 13, le sang épanché dans la chambre antérieure est complètement résorbé.

Le 15, la dame X... distingue les doigts de la main et en apprécie le nombre. Le fond de l'œil examiné à l'ophthalmoscope est entièrement sombre.

Le 18, la vue s'améliore et le fond de l'œil offre une teinte rose foncé entremêlée de points noirs.

Le 22, l'iris est le siége d'un tremblement quand la malade imprime des mouvements à la tête, la couleur rose foncé s'éclaircit, mais il est impossible de distinguer la papille optique et les vaisseaux rétiniens.

Le 26, la malade distingue à l'aide d'nn verre biconvexe des caractères d'imprimerie d'un centimètre de hauteur ; à l'examen ophthalmoscopique on reconnaît manifestement derrière la pupille une sorte de réseau irrégulier de couleur sombre formé par des concrétions fibrineuses situées dans l'humeur vitrée; et quand la malade remue l'œil, on voit quelques-uns de ces corpuscules se déplacer.

Le 8 novembre. Avec des lunettes, dont le verre droit est biconvexe, madame X... lit des caractères plus petits que les jours précédents, distingue très-bien l'heure de la montre et peut travailler à l'aiguille.

Observation XXIII (1).

Une femme âgée de 30 ans, reçut un coup sur *l'œil droit*. Immédiatement, grande extravasation sanguine sous la conjonctive et chémosis autour de la cornée. Épanchement de sang dans la chambre antérieure empêchant de voir l'iris. Après une application de sangsues, la douleur diminua et le sang commença à se résorber.

Une semaine après, on voit l'iris et la pupille. A la *partie supérieure* du globe, la conjonctive est soulevée par quelque chose placé au-dessous d'elle. On supose que c'est le cristallin qui est passé à travers une déchirure de la sclérotique. L'examen catoptrique de l'œil confirma le fait, les images lenticulaires n'existant pas.

La malade ne revient plus se faire examiner.

(1) Warton Jones. Traité des mal. des yeux, 3e édition, 1862, p. 714.

Observation XXIV (1).

Le fait suivant a été observé à l'hôpital Saint-Antoine, service de M. Jarjavay ; il s'agit d'une femme de 36 ans, admise à la salle Sainte-Marthe, le 24 avril 1862.

Le 23 avril, dans une lutte avec son mari, Mme X..., reçut sur *l'œil droit* un fort coup de manche de balai. A part le sentiment de commotion, elle ne ressentit pour ainsi dire aucune douleur.

Les paupières sont gonflées ; et la conjonctive est boursouflée et d'une couleur rouge vineuse.

Épanchement de sang dans les chambres de l'œil. — Vision presque perdue, perception de la lumière conservée. — Saignée de 500 grammes.

Le lendemain la malade se plaint de céphalalgie et le 1re mai le gonflement diminue, sans que les douleurs névralgiques aient cessé.

Le 2 mai M. Jarjavay reconnaît une tumeur œdémateuse située à la *partie supérieure et interne du globe de l'œil* ; cette tumeur est du volume du cristallin et d'un jaune ambré. — L'iris a été déchiré à la partie supérieure et interne. L'épanchement est considérablement réduit le 5 mai.

Le 8. On aperçoit un léger tremblement de l'iris.

Ce même jour M. Jarjavay incise la tumeur, et le cristallin s'échappe sous forme de bouillie transparente,

Deux jours après la vision s'est considérablement améliorée, la malade a conscience du passage de la main devant l'œil. — Les douleurs névralgiques ont diminné.

Le 19, plus de traces d'inflammation dans l'œil ; et le 27 la malade quitte l'hôpital, *la vue étant presque complètement rétablie.*

Nous pouvons rapprocher ce fait de ceux qui sont signalés dans les observations (V et VI) de celui de Taylor Chadwich (obs. XIII), et de ceux que nous rapportons plus loin (obs. XXV et XXIX), à cause du symptôme douleur qui est assez rare, et qui, dans ces divers cas, a persisté avec un caractère névralgique pour cesser presque aussitôt après l'extraction du cristallin. Ce n'est pas là un fait ordinaire, presque toujours la douleur cède dès les

(1) Jarjavay. Gazette des hôpitaux, 1862.

premiers jours, et elle est souvent remplacée par la sensation d'un corps étranger qui peut être assez gênant pour décider le malade à réclamer l'opération (obs. XX).

Observation XXV.

Luxation du cristallin sous la conjonctive (1).

M. S..., 43 ans, se présente chez M. Desmarres le 22 octobre 1864. — Atteint d'une plaie de la *sclérotique gauche* dans le voisinage du *bord interne de la cornée.* L'iris fait hernie dans la plaie. La pupille, visible malgré un épanchement sanguin dans la chambre antérieure, présente un coloboma dans la direction de la blessure.

En dedans de la hernie de l'iris, nous constatons une tumeur sous-conjonctivale transparente avec des vaisseaux conjonctivaux rampant à sa surface. La conjonctive bulbaire est rouge violet. — Le malade distingue le jour. — Il été blessé par un coup avec un morceau de fer, le 23 *septembre* ; et il a beaucoup souffert depuis cette époque, malgré des frictions mercurielles et des sangsues que lui avait ordonnées son médecin.

La douleur persiste. — La luxation du cristallin sous la conjonctive étant reconnue, le 25 novembre, M. Desmarres fils fait une incision sur la tumeur et extrait le cristallin ramolli.

Trois jours après, la cicatrisation est faite et le 4 novembre la hernie irienne a diminué ; la douleur se dissipe; l'épanchement est en partie résorbé et le malade *peut compter déjà les doigts.* Tandis qu'avant l'opération il ne distinguait que la lumière.

Observation XXVI.

Luxation sous-conjonctivale du cristallin (2).

Le fait, observé par M. Tillaux, s'est passé chez un ivrogne, qui en rentrant chez lui, le soir, se heurta l'*œil gauche* contre le bord de son lit. L'œil et les paupières étaient ecchymosées et la sclérotique s'était rompue à la *partie interne.* — La tumeur, de la forme du cristallin, était située *entre la cornée et la caroncule lacrymale* ; et le cristallin fut extrait après l'incision de la conjonctive.

Le malade en question fut revu au bout de deux mois, en compagnie de M. Perrin ; à l'aide de l'ophthalmoscope, on constata l'aphakie. *La vision était conservée.*

(1) Galezowski. Courrier médical, 1865.

(2) Tillaux. Bulletin de la Société de chirurgie, 1867.

Observation XXVII.

Luxation traumatique du cristallin (1).

Un paysan de 66 ans avait reçu dans une rixe un coup sur l'*œil droit.* Il présentait les altérations suivantes : Protrusion du bulbe, douleurs intenses, congestion excessive, gonflement de la conjonctive bulbaire surtout au *grand angle de l'œil.* Diagnostic posé : « Phlegmon oculaire. »

Les symptômes inflammatoires faisant craindre la destruction de la cornée par ulcération ou ramollissement, on convient de procéder à l'excision de la conjonctive dans le point proéminent « angle interne » afin de dégorger par une saignée locale. Mais quelle ne fut pas la surprise des assistants en voyant sortir par cette ouverture le cristallin encore revêtu de sa capsule. L'œil fut fermé et soumis à un traitement antiphlogistique approprié.

Lorsque à quelque temps de là, le malade fut congédié, la faculté visive de l'œil droit était *presque entièrement rétablie.*

C'est la seule fois où les symptômes inflammatoires ont été assez intenses pour laisser croire à un phlegmon de l'œil. La violence de la contusion en était la seule cause, et cependant après que le cristallin a été enlevé, il y a eu un amendement considérable et la faculté visuelle a été rétablie.

Observation XXVIII (2).

Au mois d'août 1868, un paysan de 45 ans, qui avait des taies assez étendues sur les deux cornées, se heurte violemment l'*œil gauche* contre le pommeau d'une porte. La vue était devenue confuse et le malade présentait : à la *partie supérieure* de la sclérotique, une petite tumeur hémisphérique, un peu aplatie, occupant l'espace qui se trouve entre l'insertion du muscle droit supérieur et le rebord de la cornée, dont elle n'est distante que de 2 millimètres à peine.

Cette tumeur, lisse, élastique, semi-transparente, est recouverte par la conjonctive bulbaire légèrement injectée, et possède un diamètre de 8 à 9 millimètres.

Le malade *peut encore se guider.*

M. Businelli fait une incision verticale, et sous l'influence d'une

(1) Giorgini (de Rome). Annales d'oculistique, 1869.

(2) Businelli. Annales d'oculistique, 1868.

pression modérée, le cristallin sortit dépouillé de sa capsule dont il ne put retrouver trace. — Tout alla bien.

M. Businelli ajoute : « L'extraction n'est pas dangereuse, pourvu qu'on attende quelques jours avant de la pratiquer. » Nous avons rencontré plusieurs cas dans lesquels l'extraction a été faite presque immédiatement, et jamais cette manœuvre n'a été suivie d'accidents graves. Souvent même nous le verrons en parlant du traitement; elle peut être recommandée; elle ne sera jamais intempestive si la douleur prédomine.

L'application d'un bandage compressif, bien fait, empêchera toute issue des humeurs de l'œil dans le cas où la plaie scléroticale ne serait pas cicatrisée ; et ce sera même, nous pouvons le dire d'abord, le plus sûr moyen d'apaiser les souffrances du malade, et d'éviter une inflammation chronique qui pourrait porter atteinte au retour de la vision.

Observation XXIX.

Luxation sous-conjonctivale externe (1)

Mademoiselle Joséphine G., âgée de 33 ans, raconte que deux jours avant, en voulant fermer sa fenêtre, elle s'est heurté l'*œil droit* contre le crochet, et a éprouvé des souffrances extrêmes pendant deux jours. Le lendemain de l'accident l'œil était très-enflammé et elle le tenait fermé. Le coup a porté vers l'angle interne.

On trouve dans l'œil droit, en avant du *muscle droit externe*, un chémosis séreux transparent offrant l'aspect d'une petite noisette. Sur la surface de la tumeur se trouvent de petits vaisseaux. A la partie externe du chémosis se trouve une masse grosse comme un petit pois, jaunâtre, transparente, qui est constituée par le cristallin.

L'iris a été déchiré en haut et en dehors ; il est tremblotant dans les mouvements de tête ; et il y a du sang épanché à sa face antérieure et au bord inférieur.

La paupière supérieure est ecchymosée et exulcérée vers l'angle in-

(1) Naquard. Thèse 1871. Observ. recueillie à la Clinique du Dr Galezowski.

terne de l'œil, au point où a porté le coup. La malade *distingue vaguement.*

M. Galezowski pour extraire le cristallin fait une incision parallèle au grand axe de la tumeur; il y eut production de phosphènes à ce moment.

Le cristallin ramolli, sort mais pas entièrement, le reste fut extrait avec une curette. On lui fait un pansement par occlusion avec de la charpie et une bande. Aussitôt après, la douleur est beaucoup moins intense.

La malade n'a pas été revue plus tard.

Observation XXX.

Luxation traumatique sous-conjonctivale en dehors, du cristallin droit. — Vision conservée (1).

La dame D..., âgée de 42 ans, se présente le 4 juillet. Pendant la nuit du 2 au 3 juillet, elle s'est frappée violemment l'*œil droit* contre le pied de son lit. Ayant porté immédiatement ses mains sur l'œil elle les voit tachées de sang. — L'œil gauche est sain. — De l'œil droit elle voit confusément comme à travers un brouillard. La pupille de ce côté présente un coloboma dont la base est dirigée en dehors et en bas.

Immédiatement *en dehors de la demi-circonférence externe* de la cornée existe une tumeur du volume et de la forme d'un cristallin, d'aspect gris jaunâtre et comme graisseux. La surface de cette petite tumeur est parcourue par des vaisseaux ténus ; sa consistance est demi-molle.

A deux millimètres en dehors de la cornée la sclérotique présente une coloration d'un bleu noirâtre, indiquant la présence d'une solution de continuité par laquelle s'est engagée une petite hernie irienne. Armée d'un verre convexe de deux pouces et demi la patiente distingue de l'œil droit l'heure d'une montre.

Une incision pratiquée avec un petit couteau lancéolaire à la partie interne de la tumeur donne issue au cristallin à demi liquéfié.

L'examen par l'éclairage latéral permet de voir immédiatement, e arrière de la pupille, une petite membrane, couleur de sang, paraissant être une portion de capsule opacifiée colorée par de l'hématine.

Le 6 juillet existe à la place du cristallin extrait une petite saillie grisâtre; un coup de ciseau en fait sortir un peu de sérosité. Cette même saillie se reproduisant les jours suivants, M. Fano en conclut qu'il existait une communication entre la chambre antérieure et le tissu cellulaire sous-conjonctival. Un bandeau compressif appliqué

(1) Fano. Journal d'oculistique et de chirurgie, août 1874.

sur les paupières de l'œil droit suffit pour prévenir après vingt-quatre heures le retour de cette saillie.

Le 14 juillet la patiente *distingue toujours* et avec plus de facilité l'heure à une montre ; comme elle est complètement illettrée on ne peut prendre note de l'acuité de la vision avec les caractères d'imprimerie, mais sa vue est conservée, avec l'aide d'un verre à cataracte de 2 pouces et demi. L'opacité capsulaire signalée plus haut n'ayant pas encore complètement disparu empêche de bien éclairer le fond de l'œil.

Nous avons pu observer nous-même cette malade, le fait nous avait beaucoup surpris, et il est certainement très-remarquable à cause de la conservation immédiate d'un certain degré de vision. C'est un cas de plus à ajouter aux luxations sous-conjonctivales externes que nous connaissons et qui ont été regardées à tort comme les plus rares. La communication par la plaie scléroticale, qui persistait encore au moment de l'extraction du cristallin, n'a pas eu grande importance, puisque une simple compression de 24 heures a produit la cicatrisation de la fistule. Il n'y a donc pas, comme on pourrait le croire, de graves inconvénients à extraire la lentille le plus tôt possible.

Cette malade n'a été observée que pendant douze jours; le trouble de sa vue n'était occasionné que par des débris de la capsule antérieure, colorée par du sang épanché, mais en petite quantité. Cette coloration aura probablement disparu après sa résorption, et Mme D... aura recouvré la vue dans d'aussi bonnes conditions qu'une opérée de cataracte et, pour ainsi dire, sans accidents.

Maintenant que nous avons rapporté à peu près toutes les observations publiées sur le sujet qui nous occupe, nous allons, en nous basant sur leur étude et sur une statistique rigoureuse, en déduire les principales causes, le mécanisme probable et les symptômes qui ont été le plus souvent reconnus.

Nous verrons, après cela, quelle a été la marche et la terminaison de ces accidents, quel est le traitement à leur opposer et le moment où l'intervention du chirurgien est opportune.

Nous voulons, en un mot, faire l'histoire de cette affection, mal connue à cause de sa rareté et sur le compte de laquelle de nombreuses erreurs ont été introduites dans les ouvrages; erreurs que l'on ne peut attribuer qu'à une observation incomplète des faits connus ou à des déductions tirées d'un nombre de cas trop restreints.

D'après nos recherches, le déplacement du cristallin, sous la conjonctive, a été observé 42 fois ; mais dans 12 cas, il a été simplement signalé par les auteurs sans le moindre détail.

Nous avons donc réuni les 30 autres observations, dont quelques-unes, quoique incomplètes, seront encore très-utiles pour notre travail par quelques renseignements qu'elles contiennent.

Avant d'indiquer les désordres qui font diagnostiquer la lésion, nous parlerons d'abord des causes qui l'ont produite, bien que certains auteurs suivent une marche inverse. En agissant ainsi, nous croyons être plus conforme aux règles de la clinique.

CHAPITRE III.

ÉTIOLOGIE, MECANISME.

Le traumatisme a toujours été la cause déterminante de cette lésion. Mais le coup a été porté par divers objets et de façon fort différente.

Le Dr Durand (1) dit, et d'autres l'ont répété après lui : « Il est certain que les coups de poing portés sur l'œil sont de beaucoup la cause la plus fréquente. » C'est là une assertion complètement fausse ; car *dans* 28 *cas où l'on a désigné la cause, les coups de poing ne comptent que pour trois fois* ; et nous n'avons pu trouver que trois autres cas où des coups de poing avaient produit l'expulsion totale du cristallin hors de l'œil. Ils sont consignés dans le mémoire de White Cooper (Annales d'oculistique, t. 40). « Dans le pugilat, dit cet auteur, où les coups les plus violents sont dirigés contre les yeux, la rupture de cet organe et le déplacement du cristallin sont très-rares. »

On comprend en effet que le volume du poing l'empêche d'exercer une compression directe assez forte pour produire la rupture de la sclérotique.

Le coussin mou que la graisse forme derrière l'œil tend à diminuer l'action du coup qui est surtout arrêté par le pourtour de l'arcade orbitaire. Ce sont plutôt des coups portés maladroitement avec la main ouverte ou les doigts introduits dans les paupières (observ. VI et observ. XIII), qui produisent cet accident. En ce moment, se trouve dans le service de notre maître, M. le professeur Trélat, un homme qui a reçu un violent coup de poing sur l'œil droit, le cristallin a totalement disparu dans le corps vitré; toutes les membranes de l'œil sont vivement enflammées, l'iris est refoulé par l'humeur aqueuse vers l'hyaloïde, et la pupille est oblitérée par des débris de la capsule cristallinienne et par des caillots sanguins. La vue est tout à fait perdue. Quoique produisant des désordres souvent plus graves, désordres parfaitement étudiés par Heyfelder,

(1) Durand. Loc. cit.

dans un mémoire sur la commotion de l'œil (1), où il regarde la commotion comme pouvant seule produire l'amaurose par l'inflammation chronique des membranes de l'œil, la déchirure ou le décollement de la rétine, etc..., il est tout à fait erroné de prétendre que les coups de poing sont la cause la plus fréquente des déplacements sous-conjonctivaux du cristallin.

Les causes déterminantes de cette lésion sont des coups portés avec des objets divers tels que : balai, 1 fois, canne, 1 fois, fleuret, 1 fois, corne de bœuf ou vache, 3 fois, doigt entre les paupières, 2 fois ; objets quelconques lancés avec force (pierre, pomme, motte en terre, morceau de bois), 8 fois ; et enfin nous avons trouvé que des chutes sur l'angle d'une chaise, d'une table, d'une banquette, sur une canne plantée en terre, etc., ont produit 10 fois la déchirure de la sclérotique et la luxation du cristallin sous la conjonctive.

Y a-t-il une cause anatomique, qui prédispose la sclérotique à se rompre en certains points ?

Follin, en 1853, ayant remarqué dans les observations qu'il connaissait que la plaie scléroticale siégeait souvent à la partie interne, voulut savoir si la résistance des membranes de l'œil était partout la même. Pour cela il fit des expériences sur le cadavre et reconnut que les ruptures étaient faciles à obtenir en différents points ; il en conclut : « Que l'anatomie ne démontrait pas une inégalité de résistance des membranes de l'œil et que la plus grande fréquence des luxations à la partie interne ne devait trouver son explication que dans la direction des chocs qui atteignent l'œil plus facilement en dehors qu'en de-

(1) Annales d'oculistique, t. XIII.

dans. » Le Dr Durand, dans sa thèse soutenue douze ans après, admet complètement cette interprétation et affirme également que c'est dans l'angle interne que se font presque toujours les luxations sous-conjonctivales du cristallin.

Aujourd'hui nous ne pouvons nullement admettre ces deux affirmations. Il suffit en effet d'ouvrir l'ouvrage de notre savant professeur d'anatomie (1), pour lire ce qui suit : « J'ai pu constater que l'épaisseur de la sclérotique, s'élève en moyenne à 1 millim., au voisinage du nerf optique ; à 0,6 de millim., au voisinage de la cornée ; à 0,4 à 0,5 de millim., sur la partie moyenne du globe de l'œil et dans l'intervalle des muscles droits ; et enfin, *à 0,3 de millim. dans les points qui correspondent aux tendons de ces muscles.* » N'est-ce pas là une raison plus que suffisante pour nous expliquer pourquoi *c'est toujours, sauf de très-rares exceptions au devant des muscles droits et à peu près à deux millim. du bord de la cornée, que se fait la rupture de la sclérotique* ?

Quant à la cornée, si nous l'avons toujours trouvée intacte et sans déchirure, nous pouvons l'attribuer à ce qu'elle est réellement plus solide et bien plus épaisse que les points indiqués plus haut. Elle a en effet 0,8 de millim. d'épaisseur à son centre, et 1 millim. à sa périphérie.

Le siége de prédilection à la partie interne qui lui est assigné, par les divers auteurs, n'est pas justifié par l'observation, et on ne voit pas dans des causes si variées, des raisons qui puissent faire admettre cette opinion. Sur *trente observations*, la plaie scléroticale s'est faite, 10 *fois en avant du muscle droit supérieur*, et 10 *fois en avant du muscle*

(1) Sappey. Traité d'anatomie descrip.

droit interne. Que les chocs puissent plus facilement atteindre le globe oculaire en dehors qu'en dedans, comme l'a dit Follin, nous n'en disconvenons pas ; et nous verrons que ce n'est pas au point contus, mais au côté opposé que se fait la luxation sous-conjonctivale. Alors il faudrait admettre une plus grande prédisposition à la rupture en haut qu'en dedans. Nous croyons pouvoir l'expliquer ainsi : Le muscle droit supérieur est celui qui s'insère le plus loin de la cornée, c'est-à-dire à 8 millim. 5, et le muscle droit interne est celui qui s'insère le plus près, à 5 millim. 5. La sclérotique ayant la même épaisseur dans ces deux points, *de deux membranes également épaisses et de même nature, la plus résistante est certainement la plus courte.* Ceci nous fait comprendre pourquoi la sclérotique cède en proportion plus souvent en haut qu'en dedans.

La luxation sous-conjonctivale *externe* est regardée comme la plus rare et le Dr Naquard (1), dit qu'il n'a pu en réunir que quatre observations. Dans notre travail, nous l'avons rencontrée 7 fois ; elle est donc la troisième par ordre de fréquence.

Et enfin, dans les 3 autres cas, la déchirure avait lieu *en haut et en dedans* entre les muscles droits interne et supérieur. *Ce sont les faits les plus rares*, et cependant c'est ce siége qui est indiqué comme le plus fréquent, dans la nouvelle édition du (Trait. de Path. ext.) de MM. Follin et Duplay, et que représente la figure qui est dans cet ouvrage.

Nous n'avons trouvé nulle part aucun cas de luxation sous-conjonctivale *en bas*, en avant du droit inférieur,

(1) Naquard. Loc. cit.

tous les chirurgiens qui ont écrit sur la question sont muets sur ce point. Il nous paraît probable que l'absence de cette lésion est due : 1° à la protection de la partie supérieure du globe par l'arcade orbitaire ; 2° à ce que l'œil étant comprimé en haut, se trouve immédiatement appliqué en bas, contre le plancher de l'orbite qui soutient la sclérotique par sa résistance et empêche toute rupture en ce point.

Un œil peut être plus souvent atteint que l'autre mais cela n'est dû qu'au hasard. Aussi, sur 24 cas, *l'œil droit a été blessé* 14 *fois,* et *l'œil gauche* 10 *fois seulement.* C'est du moins ce qui ressort de l'examen de nos observations. Nous ne pouvons comprendre sur quelles données s'est basé M. Durand pour dire : « La statistique nous montre l'œil gauche frappé cinq fois sur six. L'agresseur ne se sert guère que de sa main droite, rien d'étonnant alors que l'œil gauche soit presque toujours atteint. » Certainement c'est de la pure hypothèse que les coups de poing étaient la cause la plus fréquente de la lésion, qu'il a déduit que le coup porté de la main droite devait plus souvent atteindre l'œil gauche de l'adversaire.

(*Age*). Tous les auteurs sont d'accord pour reconnaître que c'est chez des adultes, et surtout chez des personnes âgées, qu'on observe cet accident. L'âge des blessés n'a été mentionné que 17 fois.

Une seule fois, il avait 17 ans : trois fois de 30 à 40, quatre fois de 40 à 50 ; six fois de 50 à 60 ; et trois fois de 60 à 70. En somme : 4 fois au-dessous de 40 ans, et treize fois au dessus de cet âge.

La sclérotique, en effet, à une certaine époque de la vie tend à perdre une partie de son élasticité première, elle s'amincit, devient plus transparente, se laisse facilement traverser par des rayons lumineux envoyés latéralement avec une loupe, et elle est aussi quelquefois envahie par la dégénérescence graisseuse.

Mécanisme. — Pour que la sclérotique se déchire, et que le cristallin puisse passer de l'intérieur de l'œil sous la conjonctive. il faut :

1° Un violent traumatisme ;

2° Que le corps vulnérant ou l'extrémité de ce corps soit moins volumineuse que le pourtour de la cavité orbitaire.

3° Que le coup soit porté dans la direction d'un axe du globe oculaire.

4° Que la pression soit presque instantanée et non continue.

1° Nous avons vu en effet que cet accident est toujours traumatique ; 2° Qu'il est rarement produit par un corps d'un certain volume tel que le poing complètement fermé, qui ne peut exercer sur l'œil une pression suffisante pour rompre la sclérotique, mais qui occasionne cependant des déplacements du cristallin dans l'intérieur de l'œil et des troubles considérables. 25 fois sur 28 le corps contondant était peu volumineux, tel que bout de canne, de fleuret, de manche à balai, corne de bœuf, etc.

3° Si le coup n'est pas porté dans la direction d'un axe du globe de l'œil, ce dernier en partie mobile laissera pour ainsi dire glisser le corps sur sa surface et le corps prenant sa place dans la cavité le chassera hors de l'orbite ; comme nous l'avons vu une fois chez un malade dans le service de M. le professeur Richet, le mois de janvier dernier, Boyer (1), et William Jameson (2), citent chacun un fait analogue fort curieux. Il faut que l'extrémité de l'axe dans la direction duquel le coup frappe l'œil, soit comprimé contre une surface dure et résistante telle que les parois de l'orbite. Nous avons constaté que ces conditions étaient indispensables par des expériences que nous avons faites sur le cadavre en nous servant de l'extrémité d'une canne.

4° Si par suite d'une trop grande violence, la pression est continue ; alors la sclérotique se rompt d'abord, mais la conjonctive arrivant également aux limites de son élasticité laissera passer le cristallin à l'extérieur.

Nous avons déjà mentionné les trois cas de White Cooper. Dixon (3) et Roux (4), en ont vu chacun un autre, et nous avons pu l'observer nous-même une fois quand nous étions attaché au service de M. le professeur Trélat, chez un enfant qui se présenta à sa consultation en juin 1873.

L'accident était arrivé à la suite d'un coup de pierre, et la mère nous présenta le cristallin qu'elle avait soigneusement conservé dans une boîte.

Quand au lieu d'un coup, l'œil subit une compression forte et plus prolongée, on observe ordinairement une vive inflammation due à la contusion et la luxation du cristallin dans l'humeur vitrée. Ainsi on lit, dans les *Voyages aux Etats-Unis de l'Amérique du Nord*, par Simon, qu'il existe une classe d'hommes (goodgings), dont le métier consiste à courir les marchés, afin d'enseigner aux querelleurs un procédé particulier pour aveugler leurs ad-

(1) Boyer. Traité des maladies chirurg., t. IV, édit., 1847.
(2) Gaz. des hôp., 1853.
(3) Dixon. The Lancet, 1852
(4) Roux. Gazette des hôpit., 1852, 28 août.

versaires dans les luttes corps à corps. Il consiste à saisir les cheveux des tempes de son adversaire avec l'index de chaque main, à les rouler prestement autour de ses doigts, et, à l'aide de ce point d'appui à presser fortement avec les pouces sur les globes oculaires. De là la luxation fréquente des cristallins, et le plus souvent la perte infaillible de la vision par la contusion opérée dans les pièces de l'appareil oculaire ou de la violente inflammation qui doit y succéder.

Pour résumer le mécanisme de cette lésion, nous ne pouvons mieux faire que de rapporter ce qu'en dit M. le professeur Gosselin (1) : « L'œil pressé violemment d'avant en arrière, et retenu d'autre part solidement en place par les parois de l'orbite, a dû se rompre et après cette rupture la pression n'ayant pas cédé immédiatement, il en est résulté une hernie d'une partie des organes contenus dans son enveloppe. Si la pression avait continué, la conjonctive aurait cédé également. » Et ailleurs (2), on lit encore : « Quand la rupture correspond à la sclérotique qui est doublée de la conjonctive, cette dernière membrane s'oppose à la sortie des humeurs. Voici alors ce qui se passe : Si la choroïde n'est pas déchirée en même temps que la sclérotique, elle est poussée au dehors par la pression des liquides intérieurs et forme une saillie noirâtre, sorte de staphylôme qui, le plus souvent, n'arrive pas à des dimensions considérables. *Si elle est déchirée en même temps que la rétine, l'humeur aqueuse et le cristallin sont expulsés à travers la déchirure et viennent s'arrêter près de la conjonctive.* »

(1) Gazette des hôpitaux, 1852.
(2) Compendium de chirurg., t. Ier, p. 222.

Nous sommes de l'avis de M. Gosselin, et nous admettons avec lui que la déchirure se produit *de dedans en dehors*. L'œil présente la forme d'une sphère pleine; comprimé, il fuit devant le choc et est maintenu en arrière par l'aponévrose de Ténon, le paquet cellulo-graisseux et le fond de l'orbite lui-même ; il se rompt alors de dedans en dehors par la pression intra-oculaire, dans une des parties les plus faibles de la sclérotique ; mais jamais au point frappé. Nous trouvons dans quelques-unes de nos observations, les traces de la contusion directe dans des points opposés à la rupture scléroticale. Aussi nous croyons que M. Galezowski s'est trompé en affirmant que, dans le cas qu'il a observé, la blessure avait été produite par le corps vulnérant, et que le cristallin s'était engagé dans la plaie, entraîné par le courant des humeurs de l'œil (1). S'il en était ainsi, on ne voit pas pourquoi la conjonctive serait restée intacte.

Nous reconnaissons que la contusion peut seule séparer le cristallin de ses attaches et que c'est même là son premier effet; la sclérotique pouvant par sa résistance supporter un plus grand traumatisme avant de se rompre.

CHAPITRE IV.

SYMPTOMATOLOGIE. — DIAGNOSTIC.

Au même instant où le coup est reçu sur l'œil, le malade perçoit toujours une sensation de commotion très-prononcée accompagnée de phosphènes qu'il traduit par

(1) Galezowski. Courrier médical, 7 janv. 1865.

l'expression vulgaire, *voir trente-six chandelles.* A ce moment il ressent généralement une vive douleur ; nous l'avons trouvée 14 fois sur 19 cas où ce symptôme est mentionné; 8 fois la douleur a disparu avec les accidents inflammatoires dans un délai variant de quatre jours à une semaine; 6 fois, elle a persisté pendant longtemps sous forme névralgique pour ne cesser qu'après l'extraction du cristallin ; 5 fois, enfin elle a fait complètement défaut, le malade n'ayant ressenti qu'une forte commotion au moment de l'accident. La faculté visuelle est presque toujours immédiatement abolie. Quelques heures après, l'œil se gonfle, et les paupières et la conjonctive sont le siége d'un épanchement séro-sanguin. Jusqu'ici, rien de particulier qu'on ne puisse rencontrer dans la simple contusion.

Mais alors avec plus d'attention, on peut remarquer le symptôme indiqué par M. Tillaux : Les paupières ecchymosées et surtout la supérieure, perd sa convexité, présente un aspect rude et plissé, et semble soulevée par une grosseur qu'on croirait développée dans son épaisseur et dont le siége varie avec le déplacement. Enfin le creux orbito-palpébral est moins profond que celui du côté opposé.

Ce signe qui est commun à la plupart des kystes des paupières peut cependant faire d'abord soupçonner la lésion. — De plus, le malade peut difficilement faire mouvoir l'œil blessé, où il sent comme un corps étranger.

Souvent au début, quelquefois deux ou trois jours après un traitement antiphlogistique, on peut entr'ouvrir les paupières.— On constate des ecchymoses généralisées s'étendant à la conjonctive bulbaire jusqu'au cul-de-sac conjonctival; nous les trouvons signalées 12 fois dans nos observations. L'ecchymose est quelquefois plus prononcée et les téguments peuvent être exulcérés au point où a porté le coup (obs. XIII et obs. XXIX) du côté opposé à la luxation, et la conjonctive boursouflée peut former autour de la cornée ou seulement en certains points un bourrelet chémosique. L'épanchement sanguin dans la chambre antérieure et dans les milieux de l'œil est à peu près constant ; et empêche pendant les premiers jours de distinguer l'iris et la pupille. Il a été mentionné 14 fois par les auteurs.

Ce qui frappe le plus le regard du chirurgien, c'est la présence d'une tumeur ronde lenticulaire ayant presque toujours la forme du cristallin. Souvent d'aspect jaunâtre et parfois parcourue à sa surface par de nombreux petits vaisseaux conjonctivaux ; elle peut être située en divers points. Voici la description qui en est faite par les auteurs du *Compendium de chirurgie* : «Elle est fixe, ordinairement rouge à sa base et jaunâtre à son sommet, représentant quelquefois la forme et le volume du cristallin qui la constitue, quelquefois plus grosse et arrondie à cause de la présence d'une certaine quantité de l'humeur aqueuse. » Nous avons trouvé 3 fois cette tumeur transparente (observ. XI, XXV, XXIX), et dans l'un de ces cas, observé par John France, on pouvait apercevoir la déchirure de la sclérotique à travers le cristallin; dans les observ. XIV et XXVIII, elle était semi-transparente.

Au bout de six à dix jours la résorption du sang épanché commence à se faire et alors on peut distinguer une déchirure de l'iris, qui n'a manqué qu'une seule fois (observ. XIV). Cette déchirure est toujours du côté où le cristallin s'est échappé, et forme un coloboma dirigé en ce sens. Plus tard, dans les mouvements de l'œil ou de la tête, on constate le tremblotement de cette membrane, phénomène dû à l'absence du cristallin qui ne soutient plus le diaphragme irien. On doit se rappeler que ce phénomène est commun avec le synchisis ou ramollissement du corps vitré.

Le mydriasis traumatique a été constaté dans les observations V et VI.

Le symptôme observé et signalé par M. Gosselin dans la *Gazette des hôpitaux* est de la plus haute importance ; c'est la dépressibilité et la déformation de la cornée. « Dans l'état normal, cette membrane est circulaire et bombée ; mais si une partie des milieux est évacuée, elle s'affaisse et conserve la forme que lui a donnée la pression exercée par le corps vulnérant. Cette forme est allongée dans le sens vertical ou transversal au lieu d'être circulaire (1). » Ce phénomène peut se reproduire après la formation d'une nouvelle quantité d'humeur aqueuse par une simple pression exercée avec le doigt à travers la paupière ; mais il n'est appréciable qu'au début, avant la cicatrisation de la plaie scléroticale.

Il ne faut pas oublier, dit M. Follin (*Arch. de méd.*, 1853), que s'il peut mettre sur la voie de la lésion, il doit appartenir aussi aux déchirures de la sclérotique et de la cornée qui laissent échapper seulement une partie du corps vitré ou de l'humeur aqueuse.

Tant que l'épanchement dans les milieux de l'œil ou que des débris capsulaires recouverts de caillots persistent, l'examen ophthalmoscopique est impossible ; mais à mesure que le sang est repris par l'absorption et que l'inflammation se calme, la vision reparaît peu à peu et l'ophthalmoscope permet de constater chaque jour les progrès de la

(1) Compendium de chirurg., t. Ier, p. 223.

résorption, comme a pu le faire M. Fano dans le cas rapportée observation XXII.

Enfin, l'aphakie est reconnue par l'examen catoptrique qui fait paraître les chambres de l'œil plus profondes ; on ne trouve qu'une seule image, elle est droite ; c'est celle de la cornée. Les images réfléchies par le cristallin manquent.

Tels sont les principaux symptômes des déplacements du cristallin sous la conjonctive. Nous en avons fait une description générale. Il n'en est aucun de pathognomonique ; mais la réunion de quelques-uns seulement facilitera beaucoup le diagnostic pour peu que l'on soit prévenu de la possibilité de cette lésion. La présence de la tumeur à la suite d'un traumatisme et située presque toujours en avant des tendons des muscles droits, supérieur, interne ou externe, la déformation et la dépressibilité de la cornée, le coloboma de l'iris et le tremblement de cette membrane, l'examen catoptrique de l'œil, s'il est possible, et enfin dans les cas difficiles, la ponction de la tumeur, ne laisseront aucun doute sur la nature de l'affection.

CHAPITRE V.

PRONOSTIC. — TRAITEMENT.

Tous les chirurgiens qui ont observé cette lésion ont été également surpris du peu de gravité de ses résultats. Le pronostic, dit M. Follin, est étonnant ; il ne survient aucune des phlegmasies oculaires qu'on voit malheureusement dans les opérations les plus délicatement faites pour la cataracte. A ce sujet, le Dr Wecker (1) s'exprime en ces termes : « Il est assurément très-singulier qu'une lésion aussi notable, détermine généralement si peu de réaction; preuve nouvelle que l'œil peut supporter les altérations les plus profondes, si toutefois après la violence qui ena été la source, l'organe blessé ne reste pas exposé à une irritation prolongée, comme celle qui résulte de la présence dans cet organe d'un corps étranger, d'une masse corticale en voie de gonflement, etc., etc. ; quelques jours suffisent généralement pour que les symptômes de réaction se dissipent et la plupart des malades ne se présentent au médecin que pour lui montrer le résultat définitif de l'œil blessé. »

Nous avons vu, en effet, qu'il est rare que l'abolition de la vision soit persistante et même trois fois (obs. 25, 29, 30), cette abolition n'a pas eu lieu. A mesure que se fait la résorption des épanchements sanguins, la vue reparaît; et nous avons constaté dans 21 observations, que son retour a été hâté par l'extraction du cristallin.

Dans 28 observations où l'on a fait mention de la terminaison de la maladie, nous trouvons la vue rétablie 24 fois et presque toujours assez bonne pour permettre la lecture de caractères d'imprimerie à l'aide de verres à cataracte.

Ce résultat a été obtenu 2 fois après quinze jours ; 5 fois après un mois ; et dans tous les autres cas le pouvoir visuel a augmenté pendant plusieurs mois pour recouvrer enfin la force qu'on était en droit d'espérer. Il est bon de remarquer que dans les cas de guérison les plus rapides, l'extraction du cristallin avait été faite ou immédiatement ou dans un délai de deux à huit jours.

(1) Traité des maladies des yeux, tom. II, page 99.

Dans les 4 observations où la faculté visuelle est signalée comme abolie, 2 fois les malades en étaient privés avant l'accident : celui de Mackenzie était antérieurement amaurotique, et celui de M. Deval avait eu des affections de la cornée qui avait totalement perdu sa transparence.

Les deux autres faits sont signalés par Barrier (de Lyon). Le blessé qui fait le sujet de l'observation 7, avait quitté l'hôpital trois jours après l'accident, il ne fut pas revu, et peut très-bien être guéri plus tard. Le fait de l'observation 8 est le seul qui soit incontestable ; nous avons déjà dit que très-probablement, c'est à la longue présence du cristallin, jouant le rôle de corps étranger, qu'on doit attribuer ce malheureux résultat.

L'amaurose n'a jàmais été la conséquence de la lésion elle-même, et si elle survient, on doit l'attribuer, moins à l'inflammation immédiate, qu'aux altérations des parties constituantes de l'organe, produites par une irritation chronique ou par la commotion, comme l'a démontré Heyfelder dans le mémoire dont nous avons déjà parlé.

Nous voyons donc que Follin n'exagérait rien en disant que ces malades se trouvent le plus souvent dans d'aussi bonnes conditions que les opérés de cataracte.

A quoi pouvons-nous attribuer cette heureuse issue, si ce n'est à ce que la plaie de la sclérotique est complètement à l'abri du contact de l'air, et qu'ainsi sa cicatrisation se fait par première intention ? Follin l'avait fait remarquer en disant que l'absence des phénomènes inflammatoires tenait à ce qu'on se trouvait dans les conditions des opérations sous-cutanées.

Nous avons signalé 6 cas d'expulsion totale du cristallin hors de l'œil ; comme cet accident n'est qu'un degré de plus du déplacement sous-conjonctival, nous pouvons les rapprocher des faits que nous avons examinés, puisque les 6 fois la vue a été conservée ; l'ouverture de la conjonctive s'étant faite fort irrégulièrement et en un point qui ne correspondait pas avec celle de la sclérotique. Nous pouvons en tirer cette conclusion pour le traitement; c'est que l'extraction immédiate du cristallin n'offre pas de grands dangers. D'ailleurs cet accident est bien plus grave, puisque la plaie peut être exposée à toutes les causes d'irritation par le contact de l'air ou le frottement des paupières ; et cependant M. Wecker dit qu'on observe des guérisons merveilleuses, et que si les yeux qui en sont atteints finissent par s'atrophier, cela provient soit de ce que la blessure de l'œil a occasionné immédiatement ou d'une manière progressive la perte d'une portion très-considérable de ses milieux, soit de ce que l'enclavement de l'iris ou du corps ciliaire a donné lieu à des symptômes d'irido-choroïdite chronique.

Traitement. — Les premiers soins à donner aussitôt après l'accident devront être dirigés, s'il y a lieu, contre l'inflammation générale des téguments, produite par la contusion. Pour cela c'est à la médication antiphlogistique qu'on devra s'adresser : (Compresses imbibées d'eau fraîche, purgatifs salins, sinapismes et vésicatoires sur la tempe ou application de sangsues.) Nous croyons que le calomel et les mercuriaux employés par les Anglais et surtout par Middlemore et J. France sont au moins inutiles sinon dangereux.

La lésion, une fois reconnue, l'intervention chirurgicale est indispensable comme tend à le prouver le fait de Barrier (Obs. 8).

Reste la question d'opportunité.

M. Gosselin, dans le *Compendium de chirurgie*, conseille d'attendre deux ou trois semaines avant d'extraire le cristallin, afin de laisser à la sclérotique le temps de se cicatriser. Cette opération a été pratiquée à des époques fort différentes : la plupart du temps c'est au bout de huit à quinze jours et 5 fois de un à trois jours, sans qu'il en soit résulté aucun accident regrettable. Dans les observations 5 et 12, l'issue d'un peu d'humeur vitrée par la plaie scléroticale, encore ouverte, a été sans conséquence. L'extraction a toujours favorisé la résorption sanguine, et parfois elle a été immédiatement suivie d'un commencement de vision. Six fois elle a fait cesser des douleurs névralgiques qui étaient entretenues par la présence du cristallin.

La ponction de la cornée pour l'évacuation d'une partie de la chambre antérieure, qui a été faite par M. Fano (Obs. 22), ne paraît nécessaire que dans le cas ou un épanchement trop abondant occasionnerait des douleurs résultant de la distension des membranes de l'œil. Nous devons éviter, en effet, de faire une plaie extérieure qui n'aurait pas l'avantage d'être protégée comme la plaie de la sclérotique. La résorption, d'ailleurs, se fait toujours avec assez de rapidité.

C'est surtout d'après l'intensité des phénomènes géné raux que le chirurgien devra guider sa conduite. Si le malade souffre peu, il n'y a aucun inconvénient à attendre une huitaine de jours, afin d'être sûr que la sclérotique soit cicatrisée ; mais s'il ressent de vives douleurs, comme dans le glaucôme et l'iritis, il faut regarder le cristallin comme un corps étranger. Sa présence ne peut être que nuisible, car il entretient l'inflammation ou comprime des lambeaux iriens engagés dans la plaie, et il doit être extrait le plus tôt possible. Ce sera le plus sûr moyen d'apaiser les souffrances et d'éviter les complications. Dans ce cas, nous croyons qu'il serait d'une bonne pratique d'introduire entre les lèvres de la plaie, non réunies, un stylet très-fin pour dégager l'iris qui pourrait y être enclavé.

Pour faire cette opération, il suffit d'inciser la conjonctive du côté de la tumeur opposé à la cornée, et alors le cristallin s'échappe spontanément ou avec l'aide d'une curette. Il est presque toujours ramolli, ressemblant assez à de la gelée blanche ou à de l'amidon cuit. On l'a trouvé une fois véritablement enkysté, deux fois tout à fait opaque (obs. 15 et 20), et dans 4 cas (obs. 6, 13, 15, 27), il était encore enveloppé de ses cristalloïdes. L'extraction une fois faite, les deux plaies de la conjonctive et de la sclérotique, guérissent rapidement; un pansement par occlusion avec de la charpie est indispensable quand l'extraction se fait dans un temps rapproché de l'accident, afin de prévenir toute issue des humeurs de l'œil. Le malade restera dans une chambre obscure pendant les premiers jours; quand la plaie sera complètement cicatrisée, et que le sang épanché dans les milieux de l'œil sera résorbé, on permettra alors l'usage de verres bi-convexes, comme pour les opérés de cataracte.

CONCLUSIONS.

Les déplacements du cristallin sous la conjonctive sont très-rares, et toujours causés par des traumatismes.

Certaines conditions sont nécessaires à leur production : 1° Que le corps vulnérant ou l'extrémité de ce corps, soit moins volumineuse que le pourtour de l'orbite ; 2° que le coup soit porté dans la direction d'un axe du globe oculaire ; 3° que la pression soit presque instantanée et non continue.

Il n'y a dans les causes qui produisent cette lésion aucune raison pour qu'un œil soit atteint plus souvent que l'autre, mais le siége de prédilection en est pour ainsi dire indiqué par l'anatomie.

La rupture des membranes de l'œil se fait de dedans en dehors, et en un point opposé à celui qui a été frappé.

Quant aux conséquences de cet accident, elles ont été presque toujours surprenantes. On ne peut mieux les comparer qu'à celles d'une extraction de la cataracte qui aurait été faite par une méthode sous-muqueuse ; les deux plaies de la conjonctive et de la sclérotique étant assez éloignées l'une de l'autre pour bénéficier de tous les avantages des incisions sous-cutanées.

Paris. A. Parent, imprimeur de la Faculté de Médecine, rue M.-le-Prince, 31.

www.ingramcontent.com/pod-product-compliance
Lightning Source LLC
LaVergne TN
LVHW050434160826
845677LV00002BA/703